DE
L'INTOXICATION

PAR

LE TABAC

DANS LES MANUFACTURES

PAR

Francis JACQUES.

DOCTEUR EN MÉDECINE DE LA FACULTÉ DE PARIS

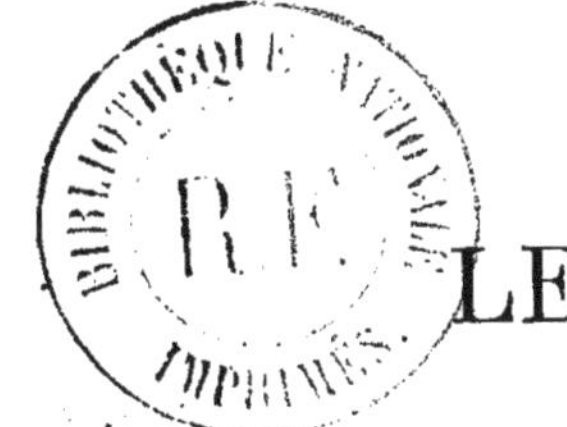

PARIS

ALPHONSE DERENNE

52, Boulevard Saint-Michel, 52

1881

A MON PÈRE

A MA MÈRE

A MES FRÈRES

A MES AMIS

A M. LE Dᵣ FRÉBAULT

Député du VIIᵉ arrondissement.

A M. LE Dᵣ HURTEAUX

Médecin de la manufacture du Gros-Caillou,

Chevalier de la Légion d'honneur.

DE L'INTOXICATION

DANS LES MANUFACTURES DE TABAC

INTRODUCTION

Les avantages que procure le tabac, au point de vue financier, ne doivent pas faire oublier qu'il peut offrir des inconvénients au point de vue médical, tant dans son usage que dans sa préparation.

On a déjà beaucoup écrit sur les fumeurs ; cependant, leur chapitre est loin d'être net dans ses conclusions : il est certain que l'usage réservé et opportun n'est pas un mal, c'est même un adjuvant de la digestion. Cl. Bernard l'explique par la sympathie des sécrétions du canal intestinal. Quand à l'abus du tabac, il est nuisible ; encore, faut-il faire une grande part aux résistances individuelles, les uns sont complètement intolérants, d'autres fument prodigieusement sans rien éprouver.

Quoi qu'il en soit des fumeurs, je laisse complètement de côté leur chapitre pour ne m'occuper que de celui relatif à la préparation du tabac et aux accidents qui en sont la conséquence. Ce sujet a été bien étudié depuis le commencement du siècle par la plupart des médecins des manufactures.

Cependant leurs conclusions ne sont pas les mêmes. Ramazzini, Mérat, voient dans le travail des manufactures des effets fort nuisibles. Parent-Duchatelet pense que c'est tout ce qu'il y a de plus inoffensif ; Ruef, de Strasbourg, va plus loin, il prétend que les poussières du tabac seraient sédatives et même préservatives de cette gangrène de l'humanité : j'ai nommé la *phtisie*.

Cette divergence d'opinions trouve sa raison d'être dans la différence d'époque et de travail. En effet, au commencement du siècle tout se faisait à la main : moulage, râpage, tamisage ; l'ouvrier était plus en contact, et partant plus exposé aux poussières toxiques. Plus tard, le mécanisme fit son entrée ; et, tout en diminuant la main d'œuvre, il amoindrit la malignité du travail.

Adopterons-nous l'opinion des premiers ? nous rangerons-nous à l'avis des seconds ? Aujourd'hui, grâce aux perfectionnements de la science, on ne pourrait plus approuver Ramazzini. Le Dr Hurteaux, qui fait chaque année un rapport sur l'état médical de la manufacture, a constaté que l'amélioration allait de pair avec les progrès de l'hygiène, dus à l'introduction des appareils si utiles et si ingénieux.

Si cependant le dégagement de poussières est moindre par endroits, il subsiste avec autant d'intensité dans d'autres, et les accidents sont aussi énergiques ; nous citerons par exemple, le travail des *masses* et des *cases*.

Ailleurs, l'air quoique moins toxique n'en est pas moins souillé par des gaz et des poussières, ainsi que l'atteste l'odeur âcre et irritante de l'atmosphère des salles.

Nous pensons donc que le travail, tout en étant moins funeste, occasionne encore des accidents qui, si ils ne sont pas mortels créent cependant de réels inconvénients. Nous espérons le prouver dans la suite.

La tâche que nous nous sommes imposée aurait été bien pénible sans la bienveillante autorisation que nous ont accordée MM. E. Rolland, directeur général des manufactures de l'État, membre de l'Institut, et Pradines, directeur de la manufacture du Gros-Caillou. Ces messieurs ont mis à ma disposition leur personnel médical et administratif avec un empressement qui trahit leur sollicitude pour leurs ouvriers. Je leur exprime mon entière reconnaissance.

Que M. le docteur Hurteaux, médecin de la manufacture, veuille bien aussi accepter mes remerciements pour le grand intérêt qu'il m'a témoigné. Ses conseils, d'une si haute compétence en cette matière, m'ont été d'une très grande utilité.

Toute ma gratitude à M. le Dr Audigé, médecin adjoint, pour son gracieux accueil.

A la fin de mes études, j'exprimerai aussi ma reconnaissance à M. le Dr A. Ollivier, professeur agrégé à la Faculté, qui a bien voulu m'aider et me guider dans mes études.

La France compte beaucoup de manufactures de tabac ; cependant je n'ai fait mes recherches qu'à celle du Gros-Caillou. Là on peut y trouver toutes les variétés de travaux qui se font ailleurs ; le nombre de ces ouvriers (2,600) m'a paru suffisant pour y baser mon travail ; enfin c'était la seule qui fût à ma main. Je n'ai eu garde, toutefois, de négliger les travaux des médecins des autres manufactures.

Nous avons adopté l'ordre suivant pour la description

de notre sujet : nous esquisserons d'abord rapidement les diverses préparations qu'on fait subir au tabac dans son triple usage. Puis, jetant un coup d'œil sur les gaz qui se dégagent pendant la fermentation et sur les poussières qui souillent l'air, nous verrons s'il y a lieu d'admettre une intoxication. Nous nous baserons, pour l'établir, sur la relation qui existe entre les faits expérimentaux et les faits cliniques. Avant d'aborder l'étude des phénomènes d'intoxication, nous passerons en revue les voies par où elle se fait ; et celles par où s'élimine le poison. Nous étudierons ensuite les différents effets des poussières du tabac : 1° sur les centres nerveux ; 2° sur les nerfs ; 3° sur les muscles ; 4° sur les trois grandes fonctions : digestion, respiration, circulation ; puis sur les sécrétions. Dans un chapitre spécial nous rechercherons l'influence sur l'appareil génital des deux sexes ; puis sur la grossesse (avortements) ; sur la lactation, et conséquemment sur les nouveau-nés. Enfin dans un dernier chapitre nous terminerons par quelques conclusions pratiques, et nous essayerons d'indiquer quelques moyens propres à pallier les effets toxiques du poison.

DES DIVERSES PRÉPARATIONS DU TABAC

Les feuilles brutes arrivent à la manufacture sous formes de gros ballots, formés de différentes qualités de feuilles et de tabacs. Ils sont eux-mêmes composés de petites bottes appelées *manoques* qu'on envoie de suite à l'*écabochage* pour y rogner la grosse nervure. Ces petites bottes vont ensuite à l'*époulardage* pour y être déliées, et chaque feuille secouée. En cet endroit il faut signaler le grand dégagement de fines poussières de terre, qui, rendent la respiration pénible et difficile. Après cela il faut *trier* chaque feuille, tant au point de vue de son usage que de sa qualité. La même remarque, que précédemment, peut être faite, pour les inconvénients.

Ce triage est important, car ces feuilles vont servir à la fabrication soit de cigares de différentes qualités, soit au tabac scaferlati, ou tabac à fumer, soit au tabac à mâcher ou en carotte, soit enfin ou tabac à priser ou en poudre, qui est le plus long et le plus pénible à préparer.

Nous avons donc à examiner rapidement les différentes phases de ces trois variétés :

Quel que soit son avenir, ce tabac doit avant tout passer à la *mouillade,* qui se fait avec de l'eau salée. On fait cela, autant pour l'assouplir que pour s'opposer à la fermentation et assurer la conservation des produits. La salle du mouillage est basse, mal aérée, humide ; aussi les rhumatismes n'y sont pas rares.

1° *Tabac à fumer.* — Après le mouillage, les feuilles vont au hachage, opération bien moins pénible qu'autrefois, car, elle ne se fait plus à la main, mais à l'aide de machines fortes et précises.

La *torréfaction* qui vient ensuite, est aussi moins funeste, grâce à l'ingénieux appareil inventé par **M. E. Rolland**.

Le tabac ayant perdu son humidité pendant cette opération, est entassé pour une quinzaine de jours, seulement, après lesquels on en fera, soit des cigarettes, soit des paquets, ce qui n'a rien d'intéressant pour nous.

2° *Tabac à mâcher*. — Nous devons rapprocher la confection des cigares et des carottes pour la *chique* : ces deux ouvrages ont à peu près les mêmes inconvénients, ceux de souiller les mains et les avant-bras.

Pour les deux, en effet, on emploie des feuilles entières humides qu'on doit rouler. Le contact permanent de la peau avec ce tabac mouillé qui souille les habits, doit certainement avoir pour conséquence une absorption par le tube digestif et même par la peau ; chose que nous signalerons en temps et lieu.

3° *Tabac à priser*. — C'est le plus important pour nous ; car, outre qu'il est beaucoup plus long à préparer, il donne aussi lieu à un dégagement abondant de gaz et de poussières nuisibles.

Après le mouillage, les feuilles sont grossièrement hachées, puis mises en *masses* de 40 à 50,000 kilogr. Peu de temps après la construction de ces masses, elles s'échauffent par le contact, et donnent lieu, lentement d'abord, puis rapidement, à une température qui peut s'élever jusqa'à 75°. Des thermomètres plantés dans leur intérieur sont là pour l'indiquer, car il est de toute nécessité qu'elles ne la dépassent pas ; à cause de la combustion qui pourrait en résulter.

Quand elle menace de la franchir, on est forcé de pratiquer au travers des tranchées afin d'éviter la combustion.

Au bout de cinq à six mois de fermentation, ces matières sont livrées au moulin. Le moulage, signalé comme très dangereux par Ramazzini, se fait à l'aide de mouleurs mécaniques, opération moins fatigante et moins nuisible qu'elle ne l'était de ce temps-là.

En sortant du moulage, le tabac, qui s'appelle *râpé sec*, car il a un peu perdu de son humidité, est de nouveau rendu plus humide par le mouillage à l'eau salée ; bientôt, on l'entasse dans les *cases* de la contenance de 30,000 kilogrammes de matières. Il y reste trois mois. On l'en retire pour le transporter ailleurs. Cette translation des cases n'est pas une des moins pénibles opérations et il faut la faire deux fois encore, pendant dix mois, époque à laquelle le tabac est dit *mûr*. Il doit encore fermenter pendant quelque temps avant d'avoir acquis l'arôme du *râpé parfait*.

APERÇU SUR L'AIR DU TABAC

Les diverses préparations et la longue fermentation qu'on fait subir au tabac dans la manufacture, ont pour but, d'abord de lui donner l'arôme particulier à chaque espèce, mais aussi de lui enlever une partie de sa nicotine.

Le phénomène dominant de la fermentation, dit M. Th. Schlœsing, est la combustion partielle de certains principes solubles : acide malique, citrique, nicotine. Aussi, peut-on régler la fermentation en gouvernant l'accès de l'air. Les principes insolubles, oxalate, pectate de chaux, résine, cellulose sont à peine modifiés. Les matières azotées, en se décomposant, donnent des acides noirs qui colorent le tabac en brun foncé, et de l'ammoniaque. La partie de cet alcali, qui ne s'échappe pas dans l'atmosphère, sature les divers acides malique, citrique, etc., et se substitue à la nicotine qui, devenue partiellement libre, se volatilise.

Suivant Zeize, il se dégagerait d'autres produits volatilisés, une huile empyreumatique particulière, des acides butyrique, carbonique, de l'oxyde de carbone, de l'hydrogène carboné, etc.

Cette saturation des acides dont nous avons cité les noms, finit à la fin par rendre la réaction du tabac alcaline.

Telle est donc la série des gaz mélangés à l'air qu'on respire dans les manufactures. Parmi eux, il en est deux surtout qui doivent nous intéresser : ce sont la nicotine et l'ammoniaque.

Puis dans certains ateliers, où l'on manie surtout les feuilles brutes, il vient s'y ajouter des particules minérales d'origine terreuse, qui n'en sont pas moins pénibles par suite de l'irritation qu'elles produisent, conjointement avec l'ammoniaque, sur l'entrée des voies respiratoires, et même sur la muqueuse de l'œil.

La chaleur donne encore à tous ces gaz une nouvelle puissance : Ramazzini l'avait déjà remarqué, quand il dit que c'est surtout pendant l'été que les accidents sont plus intenses : « œstate præsertim. »

DES EFFETS DU TABAC

Sans être pessimiste comme Ramazzini, je ne saurais cependant adopter l'opinion par trop optimiste de Parent-Duchatelet.

L'étude des phénomènes que nous allons passer en revue, l'aspect particulier qu'on remarque chez beaucoup d'ouvriers, militent en leur faveur. Mais, dira-t-on, ces troubles ne pourraient-ils pas tenir à une autre cause, l'anémie, la misère, la conglomération, etc. ? Sans doute, ces causes contribuent pour leur part à augmenter l'effet funeste du tabac ; mais, les accidents que nous allons étudier présentent parfois des caractères tout particuliers ; bien plus, si l'on veut bien se donner la peine de passer en revue les faits expérimentaux, on est tout étonné de voir que ces accidents inexplicables le deviennent facilement quand on pense à l'alcaloïde du tabac, bien connu dans ses effets, grâce aux travaux de MM. Cl. Bernard, Vulpian, G. Sée.

Avant d'aborder l'étude détaillée des différents effets du tabac. Nous devons examiner les différentes voies par où se fait l'absorption, puis celles par où s'élimine le poison.

DES DIFFÉRENTES VOIES D'ABSORPTION

En entrant à la manufacture, l'ouvrier se trouve tout entier en contact avec un air nouveau auquel il doit s'acclimater. L'atmosphère est souillée des matières gazeuses décrites plus haut, et de poussières minérales abondantes. Or, le premier organe qui doit en supporter l'influence, c'est le poumon qui use essentiellement de cet air funeste qui va agir sur l'économie.

Il est une seconde voie d'absorption, moins active il est vrai, que nous devons cependant signaler : c'est le tube digestif. Avant d'aller prendre leur repas, les ouvriers, malgré les recommandations, ne se lavent pas les mains.

Aussi le jus de tabac, mélangé aux aliments, va-t-il pénétrer dans le torrent circulatoire. La salive elle-même, sécrétée en plus grande abondance, sert aussi de véhicule au poison.

En troisième lieu, la peau doit être une porte d'entrée. Les habits de ces personnes-là sont baignés de liquide jaunâtre, venu des feuilles humides (cigarières, ouvrières du tabac à mâcher). Elles n'ont pas soin de les renouveler souvent. De plus en certains ateliers, les mains, les avant-bras sont perpétuellement en contact avec le jus de tabac qui finit par imprégner et imbiber la peau, qui doit aussi absorber.

Les trois principales voies d'absorption sont donc le poumon, l'estomac et la peau. On en peut donner comme preuve l'odeur spéciale de l'haleine, le poumon renvoyant au dehors, une partie seulement des poussières absorbées.

Pour l'estomac, l'étude des différents phénomènes qu'il présente nous le prouvera, l'absorption cutanée est mise hors de doute, par l'odeur particulière qui s'exhale de ces ouvriers, surtout pendant l'été.

La nicotine s'introduisant dans le sang par ces trois portes, y produit probablement des altérations dans ses éléments, comme semble le démontrer la teinte particulière que nous allons décrire au chapitre des effets secondaires. Cette altération est peu connue. M. Hurteaux prétend que c'est une défibrination.

M. Félix Boudet a essayé de découvrir dans le sang l'alcaloïde du tabac. Ses recherches ont été infructueuses. On peut ne pas s'en étonner, quand nous dirons plus loin que ce même auteur, de concert avec le Dr Hurteaux, n'ont pu qu'à grand'peine signaler une odeur de tabac prononcée dans de grandes quantités d'urine.

A l'appui de l'absorption nous pourrions invoquer le fait signalé par M. Ruef, de Strasbourg. Une femme de la manufacture étant entrée à la clinique de M. Stolz pour y accoucher, ce dernier constata que les eaux de l'amnios avaient une odeur de tabac prononcée.

Si, chimiquement, nous ne pouvons prouver cette absorption, nous osons dire que la clinique viendra apporter une autorité suffisante, car elle nous apprendra que les phénomènes présentés par l'absorption des voies ci-dessus indiquées sont semblables à ceux produits par l'injection dans le torrent circulatoire.

VOIES D'ÉLIMINATION

Fort heureusement que la porte de sortie est plus large que la porte d'entrée, car l'accumulation trop rapide du poison pourrait donner lieu à une intoxication mortelle, sinon, insupportable. C'est même l'énergie de l'élimination qui crée une certaine immunité périodique. C'est sur elle aussi que doit se porter l'attention du médecin préposé à la garde de ces ouvriers. En effet du moment où elle s'affaiblit par fatigue ou altération des organes, le poison augmentant va bientôt agir sur l'économie.

Rarement, cependant, la verrons-nous manquer ; car il est un fait des plus remarquables, c'est la manière dont elle se fait. Dans la période des effets primitifs nous allons

voir que l'organisme tout entier entre en jeu, pour se débarrasser de l'élément nuisible. Plus tard ce n'est plus la
même chose, heureusement pour l'organisme lui-même
qui serait rapidement épuisé dans la généralisation de ce
travail pénible : Il y a en quelque sorte, une espèce d'alternance d'activité, entre les différents agents éliminateurs,
alternance qui permet à l'organe fatigué de se reposer.
Aussi verrons-nous qu'à des époques différentes le même
individu présentera tantôt du côté de l'estomac ou de l'intestin, tantôt du côté du rein ou des glandes salivaires,
des périodes d'activité et de relâchement.

C'est sur cette compensation éliminatrice que nous nous
sommes basé, pour dire, en commençant, que, les effets
présentés par les gens du tabac, avaient un cachet si particulier, qu'on ne saurait nier une influence spéciale pour
leur production.

Disons de suite que les principales voies d'élimination
sont le poumon et le rein.

La plus grande part est enlevée rapidement par les
efforts d'expiration, dont le nombre et l'étendue augmentent par l'action même du poison. L'odeur particulière de
l'haleine témoigne aussi de l'expulsion pulmonaire de ces
poussières.

Le rein débarrasse rapidement aussi l'économie. Sa sécrétion devient parfois plus active, au point qu'elle force
les ouvrières à se relever pendant la nuit. L'urine a une
odeur forte, elle laisse d'abondants dépôts rougeâtres au
fond du vase, lesquels s'altèrent vite.

On devait donc rechercher la présence de la nicotine
dans l'urine : c'est ce qu'ont fait MM. le Dr Hurteaux et

Félix Boudet : une grande quantité de ce liquide fut soumise à l'évaporation. Malgré leurs vigilantes recherches, ces deux savants ne purent arriver à en trouver de quoi doser ; mais le résidu, affirmaient-ils, présentait une odeur très distincte de tabac.

La peau présente aussi le double rôle d'absorber et d'éliminer.

C'est surtout pendant l'été qu'elle acquiert le plus d'activité. C'est peut-être l'irritation produite par le passage au dehors de ces poussières qui détermine ces éruptions lichénoïdes, que j'ai trouvées trois fois, sur la poitrine, les jambes et les avant-bras.

Les glandes salivaires servent aussi de véhicule au poison qu'elles entraînent dans l'estomac. L'action sialagogue du tabac est bien connue.

A côté de cette élimination que j'appellerai normale, il en est une autre qu'on pourrait appeler artificielle ou forcée, qui présente ce caractère d'intermittence et de mobilité, sur lequel nous avons insisté tout-à-l'heure : je veux parler de ces flux abondants d'organes qui se débarrassent : c'est-à-dire les vomissements, les diarrhées, les pertes blanches etc. Nous aurons à les étudier dans le chapitre suivant.

Quant à l'élimination par le *lait*, nous en remettons l'étude pour plus tard.

DES EFFETS CLINIQUES.

A l'exemple de M. Hurteaux, je diviserai les effets du tabac en *primitifs* et en *secondaires*. Ces effets primitifs

surviennent constamment chez les entrants ; ce sont en
quelque sorte des effets d'acclimatement. On peut les
résumer en un seul mot : *excitation*. C'est en effet l'organisme qui, subissant l'action d'un agent nuisible, cherche
à s'en débarrasser. Au bout de ce temps survient le calme
ou la tolérance. On sait, en effet, que pour obtenir de
nouveaux phénomènes, chez un animal précédemment
nicotinisé il faut une nouvelle dose plus forte, puis cette
surexcitation générale de toute l'économie tend à débarrasser, avons-nous dit l'organisme importuné ; de sorte
que l'immunité périodique reconnaît deux causes : d'abord
l'élimination énergique du début, puis la tolérance de
l'organisme, comparable à celle des mangeurs d'arsenic.
Cependant il arrive toujours un moment où l'absorption accumulant lentement, mais d'une manière perma-
nente les doses, va rendre le poison en quantité telle qu'il
va vaincre la résistance organique. C'est alors que vont
survenir de nouveaux effets.

1° *Effets primitifs.*

Ces effets primitifs sont caractérisés, avons-nous dit, par
une excitation générale, laquelle se manifeste par des
bronchites, avec toux sèche et quinteuse. L'ammoniaque
irrite la pituitaire et la conjonctive, d'où coryza, éternue-
ments et conjonctivites. L'estomac surexcité se contracte
avec énergie ; de même l'intestin, d'où vomissements et
diarrhée. L'action de la nicotine sur les centres nerveux
va se traduire par de la céphalalgie, des vertiges et parfois

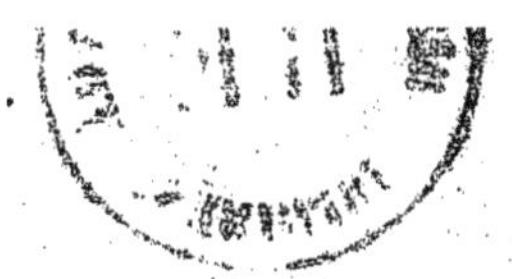

de l'insomnie. L'irritation du pneumogastrique donne lieu
aux palpitations : ce nerf ne présidant plus à la modération du cœur. Les sécrétions elles-mêmes vont être plus
actives, d'où ptyalisme, polyurie, etc. Au bout d'un temps
qui varie entre quinze jours et trois semaines, le calme
succède à l'irritation, l'ouvrier est dit acclimaté, nous en
avons vu la raison plus haut. Il est cependant des ouvriers
qui ne peuvent arriver à cette période de tolérance, con-
trairement à ce que dit Parent-Duchatelet : j'ai trois
observations qui le prouvent : deux femmes et un homme.
Les deux premières durent quitter dans les huit premiers
jours ; l'homme fut forcé d'abdiquer le soir même par suite
d'une diarrhée très intense.

Bien plus, il peut arriver que des gens déjà acclimatés,
qui, pour une raison quelconque ne pouvant éliminer leur
micotine, sont forcés de quitter pendant quelque temps ;
une purge ou un vomitif les rend vitement à leur immunité.

DES EFFETS SECONDAIRES

Ceux-ci ne sont en quelque sorte que la répétition des
premiers, avec cette différence qu'ils ont leur siège tantôt
en un point, tantôt dans un autre. Enfin comme résultat
final, on arrive à cette déchéance cachectique qui se traduit
par la teinte particulière, indice d'une altération probable
du sang (Hurteaux), cette teinte n'est pas le jaune cireux de
la chlorose ; ce n'est pas le jaune paille du carcinôme ;
c'est quelque chose qui ressemble à la cachexie tellurique.

M. Chevallier croyait qu'elle était due à la maculation, cependant elle ne disparaît point par le lavage ; puis, il lui faut un certain temps pour arriver : M. Hurteaux dit deux ans. Nous allons étudier ces effets secondaires, au point de vue respiratoire, digestif et circulatoire ; puis les troubles de sécrétion.

L'empoisonnement à doses toxiques, qui, dans les laboratoires se traduit par des convulsions, le coma et la mort ne saurait se rencontrer dans les manufactures ; cependant je peux citer un fait qui ressemble beaucoup à ceux de l'expérimentation :

Une des plus pénibles ouvrages est la démolition des *masses* dont nous avons parlé en commençant ; on se figure aisément combien est grand le dégagement de gaz, et combien aussi doit être active l'absorption par le poumon ; or, il est arrivé un jour à la consultation du médecin (à laquelle j'ai eu l'heureux honneur d'assister pendant plus d'un mois), il est arrivé, dis-je, un ouvrier nommé Thiébault, qui venait déclarer l'impossibilité où il se trouvait de continuer ce travail : en effet, il avait été un instant suffoqué, les vertiges le prirent, son corps fut animé d'un tremblement général, et bientôt il tomba en tournant sur lui-même, on le sortit à la hâte, il revint à lui.

Mais le tremblement des mains persista encore pendant plusieurs heures. Avec lui se trouvait également un homme, travaillant aussi à la démolition des *masses*, qui présentait aussi ce tremblement bilatéral des mains ; il affirmait ne pas faire d'excès alcooliques.

Or, en interrogeant l'expérimentation nous allons y trouver des manifestations analogues : Les travaux de MM. Cl.

Bernard. Vulpian, G. Sée ont établi que la nicotine était un poison bulbaire. L'intoxication qu'elle produit, donne lieu à des symptômes épileptiformes : période d'hébétement, l'animal trépigne, tourne sur lui-même, les yeux font saillie hors de l'orbite ; les convulsions cloniques succèdent ; enfin apparaît en dernier lieu la période comateuse paralytique et la mort, quand la dose a été suffisante.

Dans l'exemple cité plus haut, n'avons-nous pas quelque cnose de semblable ? L'ouvrier est pris de vertige, il tremble et tombe suffoqué. Tant qu'il n'a pas eu éliminé son poison, le tremblement a persisté.

Il est un autre genre de travail aussi funeste, c'est le transvasement des *cases.*

L'intoxication aiguë dont nous venons de parler n'est pas partout aussi intense, et les effets sur les centres nerveux aussi foudroyants : cependant on trouve souvent notés : des vertiges, des éblouissements, puis une céphalalgie violente à la région frontale, parfois de l'insomnie.

Les personnes nerveuses ne s'améliorent guère dans les manufactures de tabac ; M. Gasc dit qu'à Tonneins, les attaques d'hystérie et d'épilepsie sont assez fréquentes. Au Gros-Caillou elles le sont bien moins, car on se hâte de renvoyer celles qui présentent le moindre symptôme. Je pense, qu'en agissant aussi, on a plus en vue la crainte de l'imitation.

La nicotine, nous dit l'expérimentation, n'a que peu d'effets sur les nerfs sensitifs, qui ne sont influencés qu'au point de contact ; et, comme le dit le Dr Blatin, c'est bien ce qui fait le bonheur du tabac. Les nerfs moteurs, au contraire, subissent l'action du poison, les nerfs mixtes, quand ils sont touchés, manifestent leur irritation dans les éléments moteurs seulement, les éléments sensitifs restant neutres : nous en trouvons un exemple frappant dans le pneumogastrique.

Ce nerf, sensitif à son origine, devient bientôt après mixte par l'adjonction des paires cervicales antérieures ; or, dans l'excitation on note la conservation intacte de la sensibilité, ce qui le prouve c'est le vomissement ; tandis que la motilité est atteinte, car les battements du cœur augmentent, ce muscle, n'étant plus placé sous la direction modératrice du nerf vague. Cliniquement, nous aurons encore la confirmation de ce qu'on observe dans les laboratoires. Rien à noter dans la sensibilité chez ces ouvriers. L'odorat lui-même qui est surtout un des plus exposés à l'action de la nicotine, tant par les poussières, que par les quantités énormes de tabac à priser que beaucoup y introduisent, est indemne. Quant au vomissement, nous le trouverons à propos des effets digestifs, de même que les palpitations. Nous avons une autre preuve de l'atteinte des nerfs moteurs, c'est le tremblement dont j'ai parlé plus haut.

Après avoir parlé des effets sur le système nerveux, nous avons à voir si la nicotine porte son action sur les muscles. On distingue les muscles en striés et en lisses. Les muscles striés ou volontaires résistent à l'influence de la nicotine ; au contraire les muscles lisses ou involontaires sont très énergiquement influencés, comme nous allons le voir dans la description des troubles de la digestion surtout.

Troubles digestifs. — L'action de la nicotine est très énergique sur la fibre lisse, venons-nous de dire ; elle porte d'abord sur les centres, et de là rayonne à travers les nerfs

(Vulpian). M. le professeur G. Sée a pu s'assurer, de visu, des effets de la nicotine sur le tube digestif ; il a vu les intestins animés des mêmes mouvements que ceux qui se produisent pendant la digestion : puis au bout d'un certain temps, tout était inerte. Ici encore nous retrouvons les deux périodes : excitation, paralysie.

Chez les ouvriers du tabac qui entrent, nous avons déjà noté cette première période d'excitation qui se manifeste par l'augmentation des diverses sécrétions, puis au bout d'un certain temps le calme se fait, on dit qu'il y a tolérance et que l'ouvrier est acclimaté.

Il est vrai qu'il faudra pour produire de nouveaux accidents une dose plus forte que la première, mais la dose arrivera à la quantité voulue puisque l'absorption se fait continuellement par le poumon et les autres voies. Il y aura donc un moment où la tolérance sera vaincue, et le poison agira immédiatement, l'organisme cherchant à se débarrasser réagira : d'où élimination par l'estomac et l'intestin c'est-à-dire vomissements, diarrhées. Ces vomissements sont très abondants, ils surviennent le matin surtout. Le liquide expectoré est clair, filant, sans couleur et sans aigreur ce n'est donc pas de la pituite. Ce qui le prouve c'est le soulagement qu'ils procurent. Il y a comme une détente, et un sentiment de bien être. Nous pouvons appliquer à l'intestin ce que nous venons le dire pour l'estomac. Il se contracte et donne lieu à des coliques et surtout à des diarrhées d'une abondance très grande, le nombre des selles peut aller jusqu'à vingt, cependant la digestion n'est pas troublée ni dans l'un, ni dans l'autre de ces organes.

Nous devons dire aussi que ce flux éliminateur procure

aussi du soulagement, et je pense, avec le Dr Hurteaux, que c'est un grand bien que ces évacuations digestives. Bien loin de chercher à les arrêter, le savant médecin du tabac les provoque en administrant force purges et vomitifs.

Une fois cette période convulsive passée survient un repos qui touche à l'inertie. En effet, on revoit ces mêmes malades qui se plaignaient de flûmes et de diarrhées, revenir quelque temps après, et accuser des lenteurs de digestion excessives ; leur intestin est devenu tellement paresseux qu'il n'a plus la force d'expulser les matières qui s'accumulent dans son intérieur. On en comprend la conséquence : c'est une constipation des plus opiniâtres, laquelle reclame de nombreux lavements et parfois même des moyens mécaniques.

Les autres glandes annexées au tube digestifs doivent probablement subir la même action et passer par les mêmes phases, cela est vrai pour les glandes salivaires et le rein.

C'est peut-être cette sécrétion intempestive de salive qui donne lieu à cet état scorbutiforme des gencives qu'on remarque quelquefois chez les ouvrières ; est-ce le contact de la nicotine en dissolution dans la salive ? Est-ce l'irritation directe des poussières ? Je ne saurais le dire ; je constate le fait.

Nous devons donc retenir deux choses : excitation, puis relâchement du tube digestif ; intermittence, puis alternance des divers fluides éliminateurs. Rarement en effet voit-on survenir des effets simultanément du côté de tous les organes à fibres lisses. Il se produit une espèce de compensation très heureuse car elle permet le repos à un organe surexcité.

EFFETS RESPIRATOIRES

Du côté de la respiration l'effet est dû à deux causes, l'irritation et l'intoxication. L'irritation est produite par le gaz ammoniac qui se trouve en si grande abondance dans les ateliers des fermentations ; puis il y a aussi ces fines poussières terreuses adhérentes aux feuilles brutes. Ces manifestations ont surtout lieu du côté de la pituitaire et de la conjonctive; d'où fréquences assez grandes des coryzas, bronchites etc. Quant aux phénomènes d'intoxication, ils se manifestent par des congestions, qui ont quelque chose de passif et se résolvent assez facilement. Elles siègent surtout à la base des poumons. Les femmes y seraient plus sujettes que les hommes.

On s'explique ces congestions en lisant la thèse de Jullien. (1868) qui, ayant fait l'autopsie d'animaux empoisonnés par la nicotine, trouva les poumons rouges, violacés et emphysémateux. Çà et là quelques ecchymoses, les vaisseaux étaient gorgés d'un sang liquide et noir.

L'asthme, l'emphysème sont très fréquents ; peut-être celui-ci est-il la conséquence des efforts de l'expiration éliminatrice, ou bien est-il dû à l'action propre de l'alcaloïde sur le nerf vague. La nicotine accélère la respiration, dont les mouvements deviennent plus amples et plus larges. Un animal empoisonné est comme essoufflé, sa respiration est pénible, dit Cl. Bernard. Zenker a décrit sous le nom de *Tabacosis* une espèce de pneumokoniose.

Il s'appuie sur deux autopsies qu'il a faites : deux ouvriers de la manufacture étant morts, il trouva les poumons atrophiés et parsemés de petites taches brunâtres, qui se montraient surtout vers les points où l'atrophie était très prononcée. Plus bas il fait ses réserves et n'ose se prononcer.

Proust, dans son *Traité d'hygiène*, dit avoir aussi pratiqué des nécropsies d'ouvriers du tabac ; il n'a rien trouvé de semblable. J'ai assisté une seule fois à l'ouverture du corps d'une tabatière, morte à l'hôpital Necker : les deux poumons étaient aussi ratatinés aux deux sommets, mais on y trouvait des granulations tuberculeuses.

EFFETS SUR LA CIRCULATION

L'action peut porter sur le cœur et sur les vaisseaux : d'après les expériences faites sur les animaux, le cœur est accéléré dans ses battements par suite de l'irritation du pneumogastrique qui préside à sa modération. Les palpitations, sans causes connues, sont assez fréquentes ; nous en avons déjà parlé, elles surviennent surtout aux époques où les doses absorbées deviennent toxiques ; elles cessent après l'élimination.

On pourrait les mettre sur le compte de l'anémie et du nervosisme. Je l'accorde ; aussi, sans exclure ces deux dernières causes, je laisse une grande part au tabac.

L'action de la nicotine sur les vaisseaux a été bien étudiée par M. Meuriot, qui l'a assimilée à celle de l'atropine. A doses minimes, elle a peu d'action ; à hautes doses, elle augmente la tension intra-artérielle, qui subit bientôt après le relâchement connu des fibres lisses. Le même auteur prétend aussi qu'elle augmente l'excitabilité des muscles vasculaires sans contracture des artères ; enfin, elle détermine aussi facilement la rougeur et l'injection des muqueuses.

Les applications de l'influence sur la circulation sont nombreuses : les congestions pulmonaires, dont nous venons de parler, en sont peut-être une conséquence. Souvent aussi les muqueuses sont le siège d'hémorrhagies ; nous signalerons les épistaxis, mais surtout ces pertes abondantes qui se font par la muqueuse utérine, nous les étudierons dans un chapitre spécial.

Nous devons pour être complet passer en revue le chapitre des sécrétions. Nous connaissons déjà l'influence de la nicotine sur les glandes salivaires et les reins, il reste à parler d'une sécrétion importante : c'est la sécrétion lactée dont nous allons parler prochainement. Nous abordons le chapitre important des troubles qui se passent du côté de l'appareil génital.

TROUBLES DE L'APPAREIL GÉNITAL

1° *Chez l'homme.* — Je trouve dans la thèse de M. Barret (1879) que M. Lallemand, dans son traité des *pertes séminales involontaires*, en accuse le tabac : Il cite à ce propos l'observation très concluante d'un M. S..., qui avait de nombreuses pollutions nocturnes, lesquelles ne pouvaient être mises sur le compte ni de la masturbation, ni d'un commerce trop fréquent.

D'autre part, M. Depierris dans son livre sur le tabac,

dit : qu'il détermine une altération des tissus du système génital, laquelle surviendrait avant que les autres organes ne soient atteints dans la nutrition. J'avoue que je n'ai rien de particulier à signaler sur ce sujet, malgré mes nombreuses recherches. J'aurai donc surtout en vue ce qui se passe dans le sexe féminin.

2° *Chez la femme.* — Les effets sur la physiologie de l'appareil génital chez la femme ont été à peine étudiés, dans les ouvrages antérieurs ; cependant ils sont assez constants et assez importants pour mériter un chapitre spécial.

J'étudierai donc la menstruation, le grossesse, et en dernier lieu l'influence de l'allaitement chez les nouveau-nés. —

Une femme, qui jusqu'à son entrée au tabac avait toujours été bien réglée, voit souvent survenir des troubles dans cette fonction, qui peut être altérée en quantité et en fréquence. L'action spéciale, observée expérimentalement, sur les muqueuses et la circulation, trouve ici une grande vérification : en général, les femmes perdent beaucoup et avec plus de fréquence, parfois tous les quinze jours. Devons-nous voir là une des conséquences de la station assise qui tend à congestionner le bassin ? Accuserons-nons la surexcitation génitale de ces femmes, dont la légèreté est vraiment proverbiale dans le quartier.

Ou bien enfin devons-nous accepter, que la nicotine a une action spéciale sur l'utérus ? Je ne veux point séparer ces trois causes. Je pense qu'elles s'unissent pour concourir aux mêmes résultats ; car, s'il est des femmes qui présentent des pertes abondantes, lesquelles pourraient reconnaître une autre cause que le tabac, il en est du moins chez lesquelles le doute n'est pas possible. Avant leur entrée au tabac elles étaient couturières, vivant dans leur famille ; leur nourriture était aussi satisfaisante que possible, et on pouvait aussi sans exagérer accepter leur régime de vie comme suffisamment régulier. Ces femmes dont je possède les trois observations furent profondément troublées, quant à la menstruation. Je ne suis pas le premier qui ait fait ces remarques ; les médecins des diverses manufactures de France en ont rapporté des exemples. Rien n'empêche d'admettre que ces congestions utérines soient du même ordre que celles que nous avons signalées dans le poumon et les autres muqueuses. Nous verrons bientôt quand nous étudierons la grossesse combien sont nombreux les avortements, lesquels peuvent s'expliquer par cette tendance congestive de l'utérus.

Avant d'aborder ce qui est relatif à la grossesse chez les ouvrières du tabac, je dois dire un mot d'un autre phénomène important qui se passe dans l'utérus, je veux parler des flueurs blanches.

Peut-être bien que la muqueuse utérine subissant une influence spéciale des poussières toxiques, sécrète en abondance du liquide blanchâtre, peu épais, sans grande odeur. J'ajoute à dessein ces trois qualités, car il diffère de celui de la métrite, blanc-jaunâtre, à consistance plus épaisse et présentant cette odeur, *sui generis*, qu'on connaît. Son abondance est le seul inconvénient qu'il présente. Les femmes se plaignent de l'épuisement, qui est la conséquence de la déperdition ; mais rarement elles accusent les douleurs lombo-abdominales de la métrite, et si j'osais dire mon avis je serais tenté d'y voir un flux éliminateur salutaire. Ce qui lui donne un cachet particulier c'est son intermittence, son alternance avec ceux dont nous avons déjà parlé.

On peut, d'ailleurs, comme pour les hémorrhagies utérines trouve rdes exemples de femmes qui ne perdent en blanc que depuis leur séjour au tabac.

INFLUENCE SUR LA GROSSESSE

L'action spéciale de la nicotine sur la matrice trouve un grand point d'appui dans les nombreux cas d'avortements qu'on remarque à la manufacture. La chose est connue et signalée par les auteurs, depuis peu de temps. Dans le rapport qu'il a fait en 1878, au Congrès d'hygiène, le docteur Goyard s'exprimait ainsi : « C'est un fait bien connu que le travail auquel se livrent les femmes des manufactures, fait courir à leur grossesse les plus grands dangers. Plusieurs se voyant enceintes, quittent les manufactures dès les premiers mois de leur grossesse jusqu'à ce que l'accouchement soit effectué. Dans d'autres villes, c'est tout le contraire ; on voit des filles-mères solliciter un emploi à la manufacture, aussitôt qu'elles s'aperçoivent de leur grossesse intempestive, calculant sur les effets du tabac pour une délivrance prématurée. C'est, comme le dit le docteur Brochard, un genre d'infanticide non prévu par la loi et qui échappe certainement à son action. »

Ce n'est pas chose bien difficile de trouver des preuves à l'assertion de M. le Dr Goyard ; elles abondent. Le fait est connu de toutes les ouvrières, et surtout des médecins et sages-femmes qui exercent au Gros-Caillou. M. le Dr Delaunay en rapporte, pour sa part, plusieurs observations fort intéressantes : une ouvrière travaillant à la manufacture devient deux fois enceinte et fait deux fausses couches. Redevenue grosse une troisième fois, elle sort de la manufacture au cinquième mois de la gestation. Cette fois l'enfant vint à terme, mais mourut quelques mois après. Enfin cette pauvre mère s'étant déterminée à ne plus retourner du tout à la manufacture, elle mena à bien une quatrième grossesse et réussit à élever son enfant qui vit et se porte bien.

Il fait suivre cette observation de trois autres tout à fait semblables : trois femmes qui avaient fait plusieurs fausses couches étant à la manufacture, la quittèrent et depuis lors accouchèrent dans les conditions normales.

Je vais, à mon tour, citer quelques observations personnelles.

I. — Mme D..., femme F.., rue du Théâtre (Grenelle) est entrée au tabac à l'âge de 12 ans (cigares). Pendant les premières années, flueurs blanches très abondantes. A 21 ans, elle se marie et devient enceinte. Au quatrième ou cinquième mois de sa grossesse, sans cause connue elle fut prise de douleurs de reins, avec perte de sang. Le médecin qu'elle consulte lui fit garder un repos absolu, avec lavements et injections laudanisées. La grossesse put arriver à terme mais l'enfant qu'elle ne put nourrir, mourut à neuf mois.

Elle redevint enceinte une seconde fois et fut de nouveau prise vers le troisième mois, de symptômes d'avortement ; cette fois elle accoucha prématurément (1872).

Après cette fausse couche elle quitta la manufacture et mit au monde une petite fille qui se porte bien.

II. — Mme Kurz, rue Saint-Charles, 30 ans, travaille au tabac depuis onze ans ; elle a eu neuf enfants dont une fausse couche, tous sont morts quoique allaités par leur mère.

Redevenue enceinte une dixième fois et desirant un enfant elle quitte le tabac quatre mois avant son terme ; elle accoucha d'un enfant à terme qui se porte bien.

III (obs. person.). — M^mo Françoise M..., rue du Commerce (Grenelle) travaille au tabac depuis huit ans (cigarettes); toujours bien réglée. A son entrée au tabac elle était enceinte de huit mois, son enfant vint à terme et se porte bien. Redevenue enceinte une seconde fois, elle put cependant arriver à son terme, mais le petit enfant est toujours resté chétif et malade.

Depuis, elle a fait successivement deux fausses couches, la première à sept mois, la seconde à huit mois (à laquelle j'ai pu assister, g âce à la bienveillance de M^mo Marion, sage-femme distinguée du bureau de bienfaisance du quinzième arrondissement) (1), l'enfant vint au monde mort depuis quelques jours.

IV. — M. N. (cité Thuré) un enfant avant d'être au tabac (ecotage), depuis une fausse couche de trois mois, dont je possède le produit.

V. — Mmes D... et G..., rue de l'Abbe-Groult (cigarettes) chacune deux fausses couches. La première a quitté le tabac, et a mis au monde un enfant qui vit.

VI. — Mme Schw a eu cinq enfants tous morts, dont deux fausses couches ; elle a quitté le tabac.

Mme Clotilde J... une première grossesse non à terme, une seconde à terme, l'enfant qu'elle a voulu nourrir est mort.

VII. — M^mo L... J... une fausse couche de deux mois pour sa première grossesse (je note en passant que cette dame eut des règles troublées et très abondantes), elle partit à la campagne, et mit au monde un second enfant qui se porte très bien.

VIII. — Mme Balt... elle a eu huit enfants dont deux fausses couches ; les deux premiers seulement, qu'elle a eus avant d'entrer au tabac, sont vivants.

1. Je lui exprime toute ma reconnaissance pour les services qu'elle m'a rendus.

Je borne là mes citations qu'il serait facile de multiplier à l'infini. Je n'ai relaté d'ailleurs que les plus concluantes, écartant celles qui paraissent offrir quelques doutes au point de vue de la cause.

DE LA LACTATION ET DES NOUVEAU-NÉS

Nous avons omis à dessein de parler de la sécrétion lactée, au chapitre des voies d'élimination. Son importance réclame un chapitre spécial, dont nous allons nous occuper.

La nicotine qui s'échappe par toute les voies éliminatrices, doit aussi sortir par les canaux galactophores en activité. Comme preuve nous aurions la démonstration chimique. Elle est fort difficile, vu la trop grande volatilité de cet alcaloïde, et la grande quantité de lait nécessaire. J'ai voulu cependant tenter la chose. J'ai, à cet effet, adressé à mon docte ami M. Bouillot (1), trois tubes contenant du lait de femmes travaillant à la manufacture. C'était à peu près la valeur de trois cuillerées à soupe. Malgré tout le soin qu'il y apporta, ce distingué chimiste ne put y découvrir et démontrer la nicotine ; malgré la croyance qu'il avait dans sa présence probable. D'ailleurs, me dit-il, Dragendorf, qui la recherchait dans l'humeur d'animaux morts nicotinisés, avait beaucoup de peine à la retrouver.

Si nos essais ont été infructueux, d'autres cependant ont été plus heureux que nous. Drysdale l'a signalée dans

1. Interne lauréat des hôpitaux, licencié es-sciences naturelles. Je lui exprime toute ma gratitude pour sa bienveillance.

le lait des femmes des manufactures de Londres ; Kostyal, à Vienne, regarde sa présence comme plus que probable, car il parle de l'influence funeste de l'allaitement chez les enfants.

Je veux bien que la démonstration chimique soit presque impossible, autant par la volatilité de l'alcaloïde, que par les transformations qu'il doit subir dans l'organisme. Mais ne peut-on pas aussi s'appuyer sur des preuves aussi satisfaisantes, c'est-à-dire les preuves cliniques ? Nous les avons déjà invoquées, au chapitre des effets du tabac, elles serviront aussi de point d'appui aux faits qui sont relatifs à l'allaitement.

Les ouvrières de la manufacture du Gros-Caillou vont déposer dans une crèche leurs petits nourrissons, qu'elles allaitent deux fois par jour. Elles sortent pour cela directement de leur atelier, le corps rempli des poussières du tabac.

Pénétrons avec elles, et voyons ce que l'observation va nous fournir :

Parmi tous ces petits êtres qui sont là, il en est qui tranchent par leur aspect extérieur, et qu'on remarque au premier coup d'œil. Ils ont le teint jaunâtre, la figure est petite et presque ridée, elle exprime la souffrance. Leur corps est petit. Les cuisses, les fesses, le ventre parfois sont le siège d'un érythème que, ni les bains, ni les poudres ne peuvent faire disparaître. Si nous interrogeons les femmes préposées à leur garde : elles disent qu'ils sont les plus insupportables : ils crient, ils s'agitent sans cesse. Quand il arrive une épidémie, de rougeole par exemple,

non-seulement ils résistent mal, mais ce sont les premiers
pris, et les premiers à succomber.

Quand leurs mères leur donnent à téter, on les voit souvent en proie à des malaises qui indiquent une mauvaise
digestion ; et parfois même ils rejettent ce lait qui leur
donne des convulsions après chaque tétée.

Observation due à M. le Dr Hurteaux.

Madame Bannier nourrissait depuis dix mois un enfant bien por-
tant, au bout de trois jours de travail à la manufacture, elle remar-
qua que chaque fois qu'elle venait d'allaiter son enfant, il devenait
pâle, il vomissait même son lait, et était en proie à des sueurs abondantes, et cela toutes les fois qu'elle venait de l'allaiter. Au contraire,
il ne vomissait pas le lait du biberon. Il faut dire que ces phénomènes durèrent peu, au bout de quelques jours l'enfant revint à la santé.

J'ai eu aussi occasion de faire une petite expérience assez
intéressante : ayant recueilli du lait d'une ouvrière dans
une cuillère à café, je le donnai à un enfant qui se trouvait
là. De suite, le petit bébé se mit à rendre ; je voulus in-
sister de nouveau, mais l'enfant manifesta son mécontente-
ment en détournant la tête. Le canal intestinal de ces nourrissons fonctionne quelquefois avec une suractivité désespé-
rante qui les épuise promptement. D'autres fois, disent les
gardeuses, ils sont *échauffés*, c'est-à-dire constipés.

Ce que nous venons de dire de la santé de ces enfants et
des symptômes qu'ils présentent pendant l'allaitement,
prouve, à n'en pas douter, que le lait est atteint dans sa
constitution, et qu'il renferme un élément toxique. Drysdale

nous dit que chez les femmes du tabac, il est clair et peu abondant. Il présente une odeur particulière (que j'ai constatée).

Les médecins et les sages-femmes qui soignent ces personnes-là sont tellement persuadés de l'insuffisance et des effets funestes de l'allaitement pour les nouveau-nés qu'ils conseillent tous l'abstention. A la crèche on essaye d'y remédier par le régime mixte : lait de vache ou de chèvre qu'ils préfèrent de beaucoup à celui de leurs mères.

Nous devons cependant faire une distinction entre ces enfants. Ceux dont les mères travaillent dans les ateliers où les émanations sont très peu abondantes (cigarettes, paquetage (etc) présentent à peine quelque chose. Au contraire les femmes des cigares, du tabac en carotte (etc) ont des enfants qui présentent ce que nous venons de dire.

Dans les observations que nous avons citées au chapitre des avortements, en a pu voir que beaucoup d'enfants nourris par leurs mères n'ont pu arriver à bien. Si le cadre de notre thèse nous le permettait, nous pourrions en rapporter un nombre considérable. Aussi me crois-je en droit de conclure que ce que nous venons de dire prouve la mauvaise qualité du lait, et la présence d'un principe particulier qui ne peut être autre chose que la nicotine, d'où la ressemblance des manifestations chez les mères et les enfants.

DE LA VERTU PROPHYLACTIQUE DU TABAC.

Parent-Duchatelet voyait dans le travail des manufactures tout ce qu'il y avait de plus inoffensif ; Ruef osa même y voir un remède à la phtisie. Cette assertion n'aurait pas même besoin d'être réfutée, si les conséquences de son admission n'étaient si funestes. Nous avons vu combien l'appareil respiratoire était influencé par la nicoture qui le congestionne. En outre, l'irritation produite par l'ammoniaque, et les fines particules de matières terreuses que nous avons signalées n'ont elles pas pour conséquence les bronchites professionnelles, mieux faites, je crois pour donner un coup de fouet au mal latent que l'apaiser ? On peut consulter, à ce sujet, le registre des maladies, à la manufacture et à l'hôpital ; on trouve malheureusement là preuve que l'opinion de cet auteur est erronée.

Le tabac, ajoute le même, serait un antirhumatismal excellent ; il cite les observations d'ouvriers qui se couchent sur les feuilles, quand ils ont des sciatiques, ou autre manifestation douloureuse des jointures. C'est bien difficile à admettre puisque l'expérimentation a prouvé que la nicotine n'influençait pas les nerfs sensitifs. On est à se demander comment agirait cet alcaloïde. Je répétrai à ce sujet ce que j'ai dit pour la phtisie ; le registre prouve que le rhumatisme est aussi fréquent là qu'ailleurs, sinon plus, nous avons indiqué le mouillage comme y prédisposant.

Les fièvres intermittentes, dit-il encore, trouveraient un adversaire dans la poussière de tabac. Sans nier cette opinion je dirai seulement que j'ai l'observation d'un ouvrier, travaillant à la manufacture depuis quarante ans, lequel n'a pu guérir de ses accès de fièvre qu'il a contractée aux colonies.

DE QUELQUES MOYENS PROPRES A PALLIER LES INCONVÉNIENTS
DU TABAC.

La base essentielle des moyens prophylactiques est la réduction autant que possible de l'énergie des poussières toxiques. Il y a un remède facile, c'est la ventilation. Je ne me permettrai pas de discuter sur l'organisation établie par MM. les directeurs ; l'intérêt qu'ils portent à leurs ouvriers est trop connu, pour que mes conseils puissent les atteindre en rien. D'ailleurs si quelques réformes hygiéniques étaient à faire, le savant et expérimenté médecin du tabac aurait plus de poids que moi.

Cependant que ces messieurs me permettent de dire qu'il m'a semblé que certains ateliers étaient trop petits pour le nombre d'ouvriers.

Un second moyen, c'est de favoriser l'élimination. On y arrivera en suivant la pratique de M. Hurteaux, qui purge et fait vomir très souvent. Les tisanes diurétiques seront très utiles. L'élimination cutanée trouvera un puissant auxiliaire dans les ablutions locales et générales, aussi, je pense qu'il serait utile de créer une salle de bains.

On pourra s'opposer à l'absorption en recommandant la propreté manuelle et corporelle aux ouvriers, avant leurs repas. Il leur faudrait un habillement particulier qu'ils quitteraient en sortant.

Contre la cachexie on ordonnera les toniques, les ferrugineux qui réussissent fort bien ; une nourriture saine et substantielle, et non pas cette charcuterie qui fait malheureusement la base de l'alimentation de ces gens-là.

Aux mères qui veulent allaiter, je recommanderai une propreté excessive, puis l'adjonction de lait de vache ou de chèvre le meilleur possible. Les enfants devront être baignés souvent ; on saupoudrera d'amidon leurs parties érythémateuses.

CONCLUSIONS

1° Les effets, qui sont la conséquence du travail dans les manufactures ne sont pas mortels, mais très incommodes.

2° Ils sont primitifs ou passagers ; secondaires ou cachectiques.

3° La preuve est basée sur la similitude des effets cliniques et expérimentaux.

4° Le travail du tabac occasionne des avortements.

5° Le lait des ouvrières est mauvais pour les enfants, qui sont aussi intoxiqués.

INDEX BIBLIOGRAPHIQUE

Mérat. — Article tabac (In diction. Des sciences médicales, tome 59 1821).

Fointe. — Observations auxquelles sont sujettes les ouvriers employés dans la manufacture royale des tabacs à Lyon (Lyon, 1828).

Parent-Duchatelet et Darcet. — Mém. sur les véritables influences que le tabac peut avoir sur la santé des ouvriers occupés aux différentes préparations du tabac (In ann. d'hyg. 1re série, tome 1er, page 569, 1829).

Notes sur l'innocuité des fabriques de tabac (extrait des travaux de la Société de médecine de Rio-Janeiro) ibid. tome X, page 191, 1833.

Siméon. — Rapport sur la santé des ouvriers employés dans les manufactures de tabac (ibid. tome XXX, page 343, 1843).

Mélier. — Rapport sur la santé des ouvriers employés dans les manufactures de tabac (In bulletin de l'Acad. de méd., tome X, page 569, 1844-45 et discussion).

Hurteaux. — Mémoire inédit, couronné par l'Acad. des sciences (1842).

Ruef. — De l'influence de la salubrité du tabac, ibid, page 677.

A. Chevallier. — Note sur les ouvriers qui travaillent le tabac en Belgique (In annales d'hyg. 1re série, tome 34, p. 300, 1845).

Ygonin. — Observation sur les maladies des ouvriers employés dans la manufacture de tabac de la ville de Lyon.

Thèse de Jullien. — Sur la nicotine, 1868.

Thèse de Fonssard. — Sur la nicotine, 1876.

Cl. Bernard. — Substances toxiques et médicamenteuses.

Barret Aug. — Les manufactures et les fumeurs, thèse 1870.

Rapport du Congrès d'hygiène (1878).

Imp. A. DERENNE, Mayenne. — Paris, boulevard Saint-Michel, 52.